U0204206

中国儿童流行性感冒基础防治
健康管理手册

主　编　申昆玲　冯婉玉　盛晓阳
组织编写　中国妇幼保健协会

人民卫生出版社
·北 京·

图书在版编目（CIP）数据

中国儿童流行性感冒基础防治健康管理手册/申昆玲，冯婉玉，盛晓阳主编；中国妇幼保健协会组织编写．—北京：人民卫生出版社，2024.2

ISBN 978-7-117-36021-0

Ⅰ.①中… Ⅱ.①申… ②冯… ③盛… ④中… Ⅲ.①儿童－流行性感冒－防治－手册 Ⅳ.① R725.117.01–62

中国国家版本馆 CIP 数据核字（2024）第 051303 号

人卫智网	www.ipmph.com	医学教育、学术、考试、健康，购书智慧智能综合服务平台
人卫官网	www.pmph.com	人卫官方资讯发布平台

中国儿童流行性感冒基础防治健康管理手册

Zhongguo Ertong Liuxingxing Ganmao Jichu Fangzhi Jiankang Guanli Shouce

主　　编： 申昆玲　冯婉玉　盛晓阳
组织编写： 中国妇幼保健协会
出版发行： 人民卫生出版社（中继线 010-59780011）
地　　址： 北京市朝阳区潘家园南里 19 号
邮　　编： 100021
E - mail： pmph @ pmph.com
购书热线： 010-59787592　010-59787584　010-65264830
印　　刷： 天津科创新彩印刷有限公司
经　　销： 新华书店
开　　本： 787×1092　1/32　　**印张：** 2　　**字数：** 35 千字
版　　次： 2024 年 2 月第 1 版
印　　次： 2024 年 4 月第 1 次印刷
标准书号： ISBN 978-7-117-36021-0
定　　价： 25.00 元

打击盗版举报电话： 010-59787491　**E-mail：** WQ @ pmph.com
质量问题联系电话： 010-59787234　**E-mail：** zhiliang @ pmph.com
数字融合服务电话： 4001118166　**E-mail：** zengzhi @ pmph.com

前言

　　流行性感冒（简称"流感"）是一种由流行性感冒病毒引起的急性呼吸系统传染病，主要通过气体、飞沫等途径传播，具有起病急、传染性强、人群普遍易感等特点。全球每年有 5%～10% 的成人和 20%～30% 的儿童发生流感，大部分患者可自愈，但也可能出现肺炎、脑炎或心肌炎等严重并发症[1]。

　　为提高儿童及其照护人对流感的防护意识和健康管理水平，更好地保护儿童这一特殊群体，护佑祖国的花朵，中国妇幼保健协会组织各方专家特别撰写了《中国儿童流行性感冒基础防治健康管理手册》一书，将更科学、更有效的知识更精准地呈现给儿童、家长及监护人、一线临床医生等相关方，为他们提供针对流感的权威防治指导。

申昆玲　冯婉玉　盛晓阳
2023 年 12 月

目录

第一部分

流感的科普知识
与疾病表现

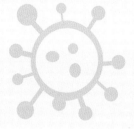

全方位了解流感知识

　　流行性感冒（简称"流感"）是由流行性感冒病毒（简称"流感病毒"）引起的急性呼吸系统传染病。家长可以通过传染病的三个基本条件来了解流感，为儿童的健康保驾护航。

传染源

　　流感的传染源主要为患者和隐性感染者。上述人群从潜伏期末到急性期都具有传染性，病毒在人的呼吸道分泌物中一般持续排毒 3 ~ 7 天，儿童、免疫功能受损者以及危重症患者的排毒时间可超过 1 周。

传播途径

　　流感病毒主要通过打喷嚏、咳嗽等进行飞沫传播，经口腔、鼻腔、眼睛等黏膜直接或间接接触感染。接触被病毒污染的物品也可导致感染。在特定场所，如人群密集且密闭或通风不良的房间内，流感病毒可能通过气溶胶的形式传播，需要引起警惕[2]。

易感人群

人群对于流感病毒普遍易感，但以下特定人群感染流感病毒后较易发展为重症病例。

1. 年龄<5岁的儿童（年龄<2岁的儿童更易发生严重并发症）。

2. 伴有以下疾病或状况者：慢性呼吸系统疾病、心血管系统疾病（高血压除外）、肾病、肝病、血液系统疾病、神经系统及肌肉系统疾病、代谢及内分泌系统疾病、恶性肿瘤、免疫功能抑制等。

3. 肥胖者，即不同性别、年龄的身体质量指数（body mass index，BMI）超过肥胖界值。

> **小贴士**
>
> **流感病毒传播的季节特点**
>
> 流感病毒传播具有季节性特征，每年在温带地区的秋季、冬季都会引起大量散发性感染，即季节性流行。

快速判断流感症状

儿童感染流感病毒后，大多发病较快，少有肺炎，家长可通过以下几个发病特点对孩子的症状进行判断，以便更快速、更有效地采取干预措施。

1. 儿童感染者几乎没有潜伏期，感染后多在 1 天内发病，初期症状是发热。儿童，尤其婴幼儿，可能会因体温迅速上升而导致惊厥，因此发病初期家长应加强对孩子体温的监测与控制。

2. 流感病毒主要侵袭儿童的呼吸道，极少出现肺部侵袭。儿童感染后可能出现咳嗽、鼻塞、流涕、咽部不适等症状，家长可根据孩子的年龄选择用药，如病情无好转或有加重趋势，应及时就医。

3. 儿童在发热及退热过程中常伴有消化道症状，如呕吐、腹泻等，家长应根据具体症状及孩子的年龄和体重选择适宜的药物进行对症治疗。

第二部分

儿童流感的健康管理
——日常防护

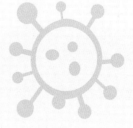

　　家庭、学校（包括托幼机构）聚集性发病是儿童流感病毒感染的重要特点，儿童感染后向家庭成员传播是未来防控的难点。现阶段，针对儿童流感的健康管理应以日常防护为主，如出现感染，应及时进行对症治疗或就医。

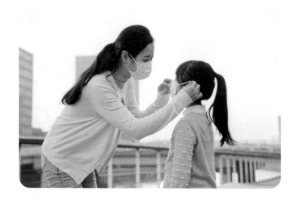

　　儿童是流感病毒的易感人群，但缺乏自我防护意识和能力，家长作为儿童健康的"护航员"，除为他们做好日常的清洁消毒工作外，还应帮助儿童建立良好的自主生活习惯，提高对于流感病毒的防护意识，降低感染风险。

做好家庭／学校日常清洁消毒及通风

　　家庭／学校聚集性感染是儿童感染流感病毒的重要特点，因此，做好家庭／学校的清洁消毒及通风是儿童流感病毒日常防护的重要环节。家长在日常生活中做到以下几点，就可有效降低流感病毒的感染概率。

> 家长要经常对儿童日常易接触的物体表面进行消毒，如餐具、玩具、生活用品、门把手、电梯按钮。此外，拿进家里的快递也应该及时消毒。

> 家长可以使用消毒剂进行清洁消毒或将物品放置在阳光下照射消毒。常用的消毒剂，如 75% 乙醇、含氯消毒剂，均对流感病毒有较好的灭活效果。

> 室内应注意定期通风，一般可以每天通风 2～3 次，每次 20～30 分钟。

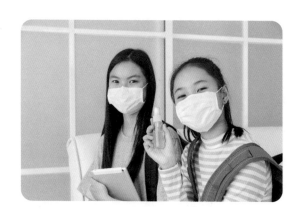

帮助儿童养成良好的 个人卫生习惯

在日常生活中，家长应帮助孩子养成良好的个人卫生习惯，如及时进行手部清洁，避免用未清洁的手触摸口、眼、鼻等部位；咳嗽/打喷嚏时用纸巾遮掩口鼻或用手肘处衣物遮掩口鼻，使用后的纸巾装入垃圾袋。同时，儿童的日常生活用品应单独使用，不和他人混用。

流感高发期，孩子应尽量避免外出，尤其是去往人群密集或密闭的公共场所。如必须外出，尽量带孩子去户外通风、空旷的地方，并做好防护，如戴口罩。家长应给孩子选择儿童专用口罩，教孩子正确的口罩佩戴方法，并注意帮孩子调整口罩位置。

外出时家长应尽量避免让孩子直接触摸公共设施、设备的表面，必要时可以给孩子戴好手套后再接触。触摸后应及时帮孩子脱去手套并用流动水清洁其双手；家长可随身携带免洗手消毒液，以便及时帮孩子做好手卫生。

做好儿童的口腔健康护理

口腔是流感病毒的主要入侵门户，极易成为孩子身体健康防线的突破口。因此家长应督促孩子早晚刷牙、饭后漱口，保持良好的口腔健康状况。

刷牙能有效去除牙菌斑、软垢和食物残渣，饭后漱口可去除口腔内的食物残渣，保持口腔清洁。漱口时可使用清水或漱口液，漱口液中添加了抗菌抗炎成分，可以减少唾液中的病毒载量。家长可以给6岁及以上的孩子使用漱口水，作为应对流感病毒的日常护理方式之一。

家长应该注意为孩子正确选择和使用漱口液。例如以香精油为主要活性成分的漱口液，具有广谱灭菌作用，可每天使用；部分漱口液可在孩子患有口炎、唇炎时含漱，从而起到预防感染、促进伤口愈合的作用[3]。

不建议给 12 岁以下的孩子使用含乙醇的漱口水，这是由于一旦孩子误吞，会存在酒精中毒的风险。

增强儿童的身体素质

儿童正处在生长发育和行为养成的关键期，家长要帮助其通过摄入均衡的营养、养成健康的生活方式来增强身体素质，改善免疫力。

家长应通过合理膳食，确保孩子摄入充足营养：保证摄入的食物种类多样且富有营养；多吃新鲜蔬菜，并适量食用鱼、禽、蛋等优质蛋白；少量多次饮水；适当补充维生素和矿物质；培养健康的饮食习惯。

家长应帮助孩子养成科学规律的作息习惯，保证充足的睡眠时间，最好每天能拥有 8~10 小时的睡眠。

家长应保证孩子每日进行适当运动，避免孩子长时间久坐，注意劳逸结合。应带孩子到人少、通风良好的地方运动或进行户外运动，增强孩子的身体素质，从而改善免疫力。

第三部分

儿童流感的健康管理
——对症治疗

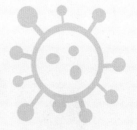

冬季是呼吸系统疾病的高发期。为防治包括流感在内的冬季呼吸系统疾病，家庭、学校可适当准备一些常用的儿童非处方药，但不建议过多存药。服药时应谨遵医嘱并认真阅读药品说明书，避免凭经验给药或重复多剂量给药的情况发生。

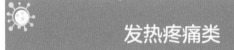

发热疼痛类

发热是感染流感病毒后的主要症状之一，儿童出现发热症状后，家长应该根据病情采取有效措施，及时退热，以防高热引发热性惊厥、脱水等严重情况。对于家长来说，很有必要了解有效的居家退热方法及对症用药知识。

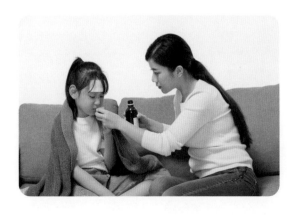

要点

如果孩子已经出现明显的身体不适（如头痛），或发生中高热（体温≥38.1℃），家长可以首选对乙酰氨基酚或布洛芬为孩子退热。

家长应当根据孩子的年龄选择适合的药物。对乙酰氨基酚对胃肠道刺激小，作用温和，可以作为0~6个月孩子的常备退热药。布洛芬退热作用持久，最快30分钟起效，可以作为6月龄及以上孩子的常备退热药。

家长应当根据药品说明书合理、规范地为孩子用药，给药时应根据孩子的月龄/年龄和体重调整剂量。对乙酰氨基酚和布洛芬可以每4~6小时用药一次，24小时内用药次数不能超过4次。同时，家长要注意避免给孩子同时服用其他含有解热镇痛成分的药品。

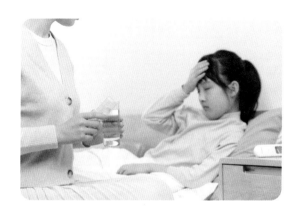

及时退热，降低风险

儿童发热，腋温达到或超过 38.1℃而未及时控制演变成高热后，可能进一步引发热性惊厥、脑部损伤、脱水等风险。如出现上述情况，家长应及时采取有效措施退热并辅以口服补液盐调节水、电解质平衡，避免脱水造成的风险。家长很有必要学会居家退热方法以守护儿童健康，其中使用退热药是相对便捷、起效快且安全的居家退热方法 [4, 5]。

常用药物及注意事项

儿童已经出现明显不适或发生中高热（体温≥38.1℃）[6]，可使用含有单一成分的解热镇痛药治疗，首选对乙酰氨基酚或布洛芬 [5]，慎用阿司匹林等水杨酸类药物退热。

① 对乙酰氨基酚

对乙酰氨基酚是被国内外指南推荐的、非常有效且应用非常广泛的解热镇痛药，作用和缓而持久，对胃肠道刺激小 [7]，是低月龄患儿的常用退热药 [8-11]。对乙酰氨基酚可以单独使用，也可以与其他药物联合使用；滴剂、混悬剂等适用于 1 岁及以上儿童。口服对乙酰氨基酚最快 27 分钟即可达到血药浓度峰值 [12, 13]。

⚠ **注意事项**

儿童两次用药间隔不小于4~6小时，24小时内使用不超过4次；应严格按照药品说明书中的体重-剂量给药；肝肾功能不全者慎用；不要同时服用其他含有解热镇痛成分的药品（如某些复方感冒药）；1岁以内儿童应遵医嘱服用。

0~12岁儿童对乙酰氨基酚用量参考

药品通用名【规格】	年龄 / 岁	标准体重 / kg	一次用量 / mL
对乙酰氨基酚混悬液（OTC乙类）【规格】5mL：160mg	<1	遵医嘱服用	
	1~3	12~15	3
	4~6	16~21	5
	7~9	22~27	8
	10~12	28~32	10
对乙酰氨基酚混悬滴剂（OTC乙类）【规格】15mL：150mg	<1	遵医嘱服用	
	1~3	10~15	1~1.5
	4~6	16~21	1.5~2
	7~9	22~27	2~3
	10~12	28~32	3~3.5

② 布洛芬

布洛芬与蛋白结合率高，进入靶组织前发挥作用的时间更长，具有持久退热的作用；同时还能发挥镇痛作

用，缓解因发热引起的疼痛症状[14]。国内外指南均一致
推荐布洛芬用于儿童退热[15-19]，布洛芬最快能 30 分钟起
效 [14、20-26]。我国国家卫生和计划生育委员会[27]、世界卫
生组织（WHO）[28、29]均提出"能口服不肌内注射，能肌
内注射不输液"的用药原则，以口服为优选剂型，口服布
洛芬是国内外指南推荐的退热方式。

　　布洛芬难溶于水，更适合制成混悬剂[30]，服用方便，
非常适合依从性较差的儿童；滴剂更适用于幼儿和低龄儿
童，滴管的使用提高了用药的依从性和可接受性，增加了
给药的便捷性和剂量的准确性[31]。布洛芬适用于 6 月龄
及以上儿童。

⚠ **注意事项**

　　儿童两次用药间隔不小于 4~6 小时，24 小时内
使用不超过 4 次；严格按照药品说明书中的体重 - 剂
量给药；肝肾功能不全者和支气管哮喘者慎用；不要
同时服用其他含有解热镇痛成分的药品（如某些复方
感冒药）；1 岁以内儿童应遵医嘱服用。

0~12岁儿童布洛芬用量参考

药品通用名【规格】	年龄	标准体重 / kg	一次用量 / mL
布洛芬混悬液（OTC乙类）【规格】5mL：160mg	1~3 岁	10~15	4
	4~6 岁	16~21	5
	7~9 岁	22~27	8
	10~12 岁	28~32	10
布洛芬混悬滴剂（处方药）【规格】15mL：600mg	<6 月龄	遵医嘱服用	
	6~11 月龄	5.5~8.0	1 滴管（1.25）
	12~23 月龄	8.1~12.0	1.5 滴管（1.875）
	2~3 岁	12.1~15.9	2 滴管（2.5）

感冒咳嗽类

　　普通感冒大部分是由病毒引起的，早期主要以鼻部卡他症状为主，一般表现为鼻塞、咽部不适，随着病情演变还会出现稠涕、咽痛、干咳、咳痰等症状，一般无发热及全身症状，或仅有低热。严重者除发热外，还可出现乏力不适、四肢酸痛和头痛等症状。家长应为孩子选用一些成分安全、温和的药品缓解感冒伴随的多种症状，这类药品对于流感引发的上述症状同样适用。

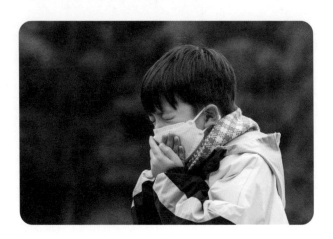

要点

缓解流感症状，常用药物为由对乙酰氨基酚、右美沙芬、愈创甘油醚、马来酸氯苯那敏、盐酸伪麻黄碱、盐酸去氧肾上腺素等多种成分组成的复方制剂。

不推荐儿童在急性咳嗽时常规使用镇咳祛痰药、抗组胺药、支气管舒张药治疗[32]，尤其对 2 岁以下儿童用药应更加谨慎。如果咳嗽影响到了孩子的休息、饮食，家长应当在咨询医生后酌情用药。对于咳嗽较为严重，同时伴随咳痰的情况，应在镇咳的同时祛痰，可以采用具有镇咳、祛痰双重功效的药物快速缓解症状。

应对咳嗽症状，家长应根据孩子的具体情况，遵医嘱且严格按照药品说明书给药。干咳无痰可使用右美沙芬；咳痰可使用盐酸溴己新、盐酸氨溴索、愈创甘油醚、乙酰半胱氨酸。如果孩子不存在喘息、憋闷、声音嘶哑等症状，可通过居家护理（如喝蜂蜜水等）舒缓咳嗽症状。

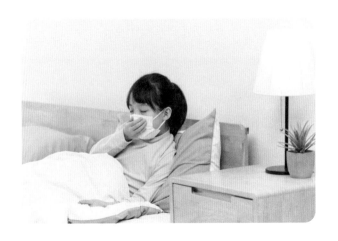

常用药物及注意事项

① 干咳无痰

右美沙芬用于上呼吸道感染（如流感和咽炎）、支气管炎等疾病引发的频繁咳嗽或干咳。右美沙芬单方制剂为处方药，用法、用量应遵医嘱使用。

1～12岁及以上儿童右美沙芬用量参考

药品通用名【规格】	年龄/岁	标准体重/kg	一次用量/mL	每日使用次数/次
右美沙芬愈创甘油醚糖浆（OTC甲类）【规格】每10mL中含氢溴酸右美沙芬15mg，愈创甘油醚100mg	1～3	10～15	5	3
	4～6	16～21	5	
	7～9	22～27	10	
	10～12	28～32	10	
	＞12	—	10～20	

②咳嗽咳痰

推荐使用的镇咳祛痰药包括乙酰半胱氨酸、愈创甘油醚、盐酸溴己新、盐酸氨溴索。家长应该严格按照药品说明书给孩子用药。

（1）乙酰半胱氨酸：适用于慢性支气管炎等咳嗽、有黏痰而不易咳出者。颗粒剂适用于2岁以上儿童，2岁以下儿童不推荐使用颗粒剂[33]。

2岁以上儿童乙酰半胱氨酸用量参考

药品通用名【规格】	年龄/岁	一次用量/g	每日使用次数/次
乙酰半胱氨酸颗粒（OTC甲类）【规格】5g∶0.1g（以乙酰半胱氨酸计）	＞2	0.1	2～4

（2）愈创甘油醚：用于上呼吸道感染、支气管炎等疾病引起的咳嗽、咳痰者。

1～12 岁儿童愈创甘油醚用量参考

药品通用名【规格】	年龄 / 岁	标准体重 / kg	一次用量 / mL	每日使用次数 / 次
愈创甘油醚糖浆（OTC 甲类）【规格】10mL：200mg	1～3	10～15	2～3	3
	4～6	16～21	3.5～4.5	
	7～9	22～27	5～6	
	10～12	28～32	6.5～7.5	

（3）盐酸氨溴索：用于痰液黏稠而不易咳出者。

1～12 岁及以上儿童盐酸氨溴索用量参考

药品通用名【规格】	年龄 / 岁	一次用量 /mL	每日使用次数 / 次
盐酸氨溴索口服溶液（OTC 甲类）【规格】0.6%	1～2	2.5	2
	2～6	2.5	3
	6～12	5	2～3
	>12	10	2

（4）盐酸溴己新：用于慢性支气管炎、哮喘等引起的黏痰不易咳出者。

2 岁以上儿童盐酸溴己新用量参考

药品通用名【规格】	年龄 / 岁	一次用量 / mL	用法
愈酚溴新口服溶液（OTC 甲类）【规格】每 10mL 含愈创甘油醚 200mg，盐酸溴己新 8mg	2 ~ 6	2.5	每隔 8 小时服用 1 次，每天不超过 3 次，服用本品前请咨询医生
	6 ~ 12	5	每隔 8 小时服用 1 次，每天不超过 3 次
	>12	10	每隔 8 小时服用 1 次，每天不超过 3 次

鼻塞流涕类

　　流感病毒感染者较常出现鼻塞、流涕、咳嗽、嗅觉减退的症状，同时也会出现食欲不振、睡眠质量下降、产生抑郁情绪等负向变化[34]，严重影响患儿的精神情绪状态及生活质量。不同年龄段儿童在出现"水泥鼻"症状时，家长需要了解相关药品知识给孩子正确用药。

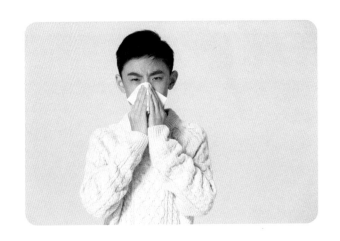

要点

孩子在鼻塞流涕时往往伴随其他流感症状，家长可根据孩子的年龄选用一些成分安全温和的复方药，建议使用包含马来酸氯苯那敏、盐酸伪麻黄碱及盐酸去氧肾上腺素的相关口服药进行治疗，用药时应严格遵医嘱，注意用法用量。除口服药外，还有鼻用喷雾剂、滴鼻液类药品可供选择。

幼儿及儿童应在家长的帮助下进行鼻腔清理（如使用生理盐水或海盐水滴鼻、喷鼻、洗鼻等），6 个月以下婴儿进行鼻腔清理时应遵医嘱。

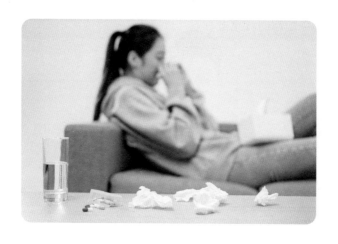

"水泥鼻"为何如此煎熬

感染流感病毒后，在炎症因子的刺激下，鼻黏膜肿胀充血并产生黏液，出现流涕，使鼻腔变狭窄，最后因鼻塞感及呼吸受阻形成"水泥封鼻"的感受，即所谓的"水泥鼻"。"水泥鼻"是流感病毒感染后较常出现的症状，导致患者呼吸不畅[35]。随着流感病情进展，会出现鼻黏膜水肿、纤毛上皮细胞坏死等病理改变，产生嗅觉障碍、流涕、咳嗽等上呼吸道症状。

常用药物及注意事项

① 马来酸氯苯那敏

马来酸氯苯那敏为抗组胺药，对过敏性鼻炎和上呼吸道感染引起的鼻充血有效，也可用于流感或鼻窦炎以及皮肤黏膜过敏等情况，能减轻流涕、鼻塞、打喷嚏等症状。马来酸氯苯那敏多作为复方感冒制剂的有效成分使用，适用于部分年龄段儿童，家长应参考药品说明书用药。

②. 盐酸伪麻黄碱

盐酸伪麻黄碱为拟肾上腺素减鼻充血药，能选择性收缩上呼吸道血管，消除鼻咽部黏膜充血，减轻鼻塞、流涕、打喷嚏等症状。盐酸伪麻黄碱多作为复方感冒制剂的有效成分使用，适用于部分年龄段儿童，家长应参考药品说明书用药。

12 岁以上儿童盐酸伪麻黄碱用量参考

药品通用名【规格】	年龄 / 岁	一次用量 / 片	用法
酚麻美敏片（OTC 甲类）【规格】每片含对乙酰氨基酚 325mg、盐酸伪麻黄碱 30mg、氢溴酸右美沙芬 10mg、马来酸氯苯那敏 2mg	>12	1	每 6 小时服 1 次，24 小时内不超过 4 次

③. 盐酸去氧肾上腺素

盐酸去氧肾上腺素具有选择性收缩上呼吸道毛细血管、消除鼻咽部黏膜充血、减轻鼻塞症状的作用。盐酸去氧肾上腺素多作为复方感冒制剂的有效成分使用，适用于部分年龄段儿童，家长应参考药品说明书用药。

1～12 岁及以上儿童盐酸去氧肾上腺素用量参考

药品通用名【规格】	年龄 /岁	标准体重 /kg	一次用量 /片	用法
复方氨酚肾素片（OTC 甲类）【规格】每片含对乙酰氨基酚250mg、咖啡因30mg、盐酸去氧肾上腺素5mg、马来酸氯苯那敏2mg、维生素 B_1 3mg	>12	—	2	每 4～6 小时服 1 次，24小时内不超过 4 次
儿童复方氨酚肾素片（OTC 甲类）【规格】每片含对乙酰氨基酚125mg、盐酸去氧肾上腺素2.5mg、马来酸氯苯那敏1mg、维生素 B_1 1mg	1～3	10～15	1	每 4～6 小时服 1 次，24小时内不超过 4 次
	4～6	16～21	1～1.5	
	7～9	22～27	2	
	10～12	28～32	2.5	

④ 赛洛唑啉

赛洛唑啉是一种鼻用减充血剂，局部作用于鼻腔时可减轻鼻腔黏膜肿胀充血的状态，从而迅速缓解鼻塞症状。3 岁以下儿童不推荐使用该药，3～6 岁儿童应在医生的指导下使用；6 岁及以上儿童可以使用含有赛洛唑啉成分的鼻用喷雾剂、滴鼻液。另外，患有冠心病、高血压、甲状腺功能亢进症、糖尿病、窄角型青光眼的患儿要慎用。

过敏类

对于易过敏的儿童群体来说，呼吸系统感染很容易诱发过敏症状，当孩子出现过敏症状时，家长可使用抗过敏药。

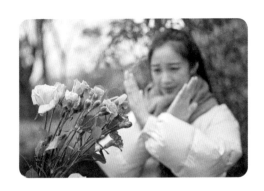

要点

当出现过敏性鼻炎症状时，家长应根据不同年龄段儿童的具体症状表现遵医嘱为其对症用药。2～12岁及以上儿童如出现打喷嚏、流鼻涕、鼻痒、眼痒等症状，建议家长为其使用氯雷他定；如出现季节性或常年性过敏性鼻炎症状，建议首先查找过敏原，避免再次接触过敏原后可使用西替利嗪。3岁以上儿童如出现过敏性鼻炎症状，建议使用左卡巴斯汀。如果没有出现过敏症状，不建议常规使

用抗过敏药。在给孩子使用鼻喷雾剂类鼻用激素时，家长
应根据孩子的年龄对症用药，并注意用法用量。

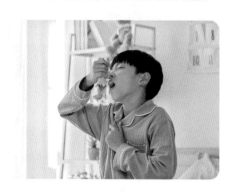

鼻炎问题要重视

过敏虽然不是流感病毒感染后的症状，但对于易过敏
的儿童群体来说，感染和过敏有可能同时或先后发生，共同
影响患儿的呼吸系统健康。过敏性鼻炎是儿童的常见疾病，
在学龄期及青少年期患病率较高。我国儿童过敏性鼻炎患病
率约为 15.9%，且呈持续增长趋势 [36]。儿童时期，过敏性鼻
炎的发病率随着年龄的增长而增加。2015 年内蒙古地区过
敏性鼻炎的流调显示，13 ～ 17 岁人群患病率高达 40.6%。

常用药物及注意事项

针对过敏症状，可考虑使用以下抗过敏药，部分抗过
敏药也可以用于缓解鼻塞、流涕等症状。

① 氯雷他定

第二代抗组胺药，可缓解过敏性鼻炎相关症状，如打喷嚏、流鼻涕、鼻痒、眼痒等。2岁及以上儿童应遵医嘱使用。

⚠ 注意事项

很多复方感冒药中含有抗过敏成分，如马来酸氯苯那敏。如果已经服用了相关药物，则不要重复使用；如果没有过敏症状，不建议常规使用。

2~12岁儿童氯雷他定用量参考

药品通用名【规格】	体重 /kg	一次用量 /mL	每日使用次数 / 次
氯雷他定糖浆（OTC 甲类）【规格】0.1%	≤30	5	1
	>30	10	1

② 西替利嗪

第二代抗组胺药，用于季节性或常年性过敏性鼻炎。2岁及以上儿童应遵医嘱使用。

⚠ 注意事项

如果没有过敏症状，不建议常规使用。

2~12 岁儿童西替利嗪用量参考

药品通用名 【规格】	年龄 / 岁	一次用量 / mg	每日使用 次数 / 次
盐酸西替利嗪片 （OTC 甲类） 【规格】10mg	2 ~ 6	2.5	2
		5	1
	6 ~ 12	5	2
		10	1

③ 左卡巴斯汀

为抗过敏药类非处方药，用于 3 岁以上儿童过敏性鼻炎的治疗。左卡巴斯汀是一种强效、长效、速效、具有高度选择性的组胺 H_1 受体拮抗剂，局部应用于鼻部可以立刻起效，消除过敏性鼻炎的典型症状（打喷嚏、鼻痒、流涕），亦可于流感出现上述症状时使用，作用可维持数小时。

3 岁以上儿童左卡巴斯汀用量参考

药品通用名 【规格】	年龄 / 岁	用法用量
左卡巴斯汀 （OTC 甲类） 【规格】10mL：5mg （按左卡巴斯汀计）， 每瓶 100 揿，每揿 含左卡巴斯汀 50µg	>3	本品在用前必须摇匀，患者在用药前必须清洗鼻道（如擤鼻涕等），喷药时将药物吸入；第一次喷药前使气雾泵源充满，直至能很好地喷出气雾，然后再开始使用 常规剂量为每次每鼻孔喷 2 揿，每日 2 次，也可增加至每次每鼻孔喷 2 揿，每日 3~4 次，连续用药直至症状消失

④. 布地奈德

布地奈德是一种高效、具有局部抗炎作用的糖皮质激素，能够治疗季节性和常年性过敏性鼻炎、常年性非过敏性鼻炎，以及流感的部分鼻部症状。布地奈德是唯一入选世界卫生组织儿童基本用药清单的鼻用激素[37]，也是唯一适用于学龄期儿童的非处方鼻用激素。研究发现，使用布地奈德鼻喷雾剂不仅可以缓解患儿过敏性鼻炎的症状，还可以通过减轻过敏性鼻炎症状改善患儿的生活质量，包括改善睡眠、缓解疲倦／乏力、舒缓情绪、提高精力、改善食欲等[38]。鼻喷雾剂适用于 6 岁以上儿童。

6 岁以上儿童布地奈德用量参考

药品通用名【规格】	年龄／岁	用法用量
布地奈德鼻喷雾剂（OTC 甲类）【规格】每瓶 120 喷，每喷含布地奈德 64μg，药液浓度为 1.28mg/mL	>6	早晨每个鼻孔内喷入 128μg（2×64μg）；或早晚各一次，每次每个鼻孔内喷入 64μg；6 岁至 12 岁以下儿童，如每年需要使用本品超过 2 个月，请与医生联系并遵医嘱

布地奈德鼻喷雾剂的使用方法解读

步骤 01

>> **首先清理鼻腔，将鼻腔内的污物轻轻擤在手纸上**

鼻腔清理干净后，能够保证药液与病损区域接触，用药效果会更好

步骤 02

>> **使用前请摇匀再取下瓶盖，第一次使用时对空气喷 5~10 次直至喷雾均匀**

如两天未使用，先试喷至喷雾均匀，如出现喷口堵塞或长期未使用，需要用温水清洗喷嘴和外盖，然后擦拭晾干

步骤 03

>> **使用时头部微微前倾，喷嘴保持竖直状态，然后快速按下喷嘴将喷雾喷出**

用左手喷右鼻、右手喷左鼻，可避免喷到鼻中隔（长期朝鼻中隔喷可能会导致鼻出血甚至穿孔）

步骤 04

>> **在喷雾喷出的同时需要轻轻吸气，并稍微将头倾斜几秒钟**

喷药时避免剧烈吸气而将药物吸入咽喉部，头稍倾斜以防止药物接触鼻中隔

步骤 05

>> **使用喷剂后 15 分钟内尽量避免擦拭鼻子**

保证药物与鼻黏膜的接触时间和药物吸收

布地奈德鼻喷雾剂 64μg/ 喷的用法用量

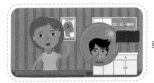 或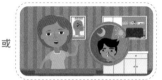

早晨每个鼻孔喷入 2 喷（合计 128μg） 　　早晚各 1 次，每次每个鼻孔喷入 1 喷（64μg）

《中国变应性鼻炎诊断和治疗指南（2022 年修订版）》建议

- 对于轻度和中重度间歇性变应性鼻炎，疗程不少于 2 周。
- 对于中重度持续性鼻炎，疗程 4 周以上。
- 对于症状已得到良好控制的患者，仍需要以最低维持剂量持续治疗。

《中国慢性鼻窦炎诊断和治疗指南》建议

- 对于鼻息肉患者，疗程不少于 12 周。

⑤ 氟替卡松

氟替卡松是一种强效、具有局部抗炎与抗过敏作用的糖皮质激素，用于预防和治疗季节性过敏性鼻炎（包括花粉症）和常年性过敏性鼻炎，以及流感的部分鼻部症状。鼻喷雾剂适用于 12 岁及以上儿童。

12 岁以上儿童氟替卡松用量参考

药品通用名【规格】	年龄 / 岁	用法用量
丙酸氟替卡松鼻喷雾剂（OTC 甲类）【规格】50μg，药液浓度为 0.05%（g/g）	>12	每个鼻孔各 2 喷，每次 1 次（每日 200μg），以早晨用药为好。某些患者需要每个鼻孔各 2 喷，每日 2 次，早晚各 1 次，直至症状改善。当症状得到控制时，维持剂量为每个鼻孔各 1 喷，每日 1 次。每日最大剂量为每个鼻孔不超过 4 喷

6. 糠酸莫米松

糠酸莫米松是一种局部外用糖皮质激素，具有抗炎、抗过敏、止痒及减少渗出的作用。糠酸莫米松鼻喷雾剂适用于治疗季节性或常年性鼻炎以及流感的部分鼻部症状。对于曾有中度至重度季节性过敏性鼻炎症状的 3 岁及以上儿童，建议在花粉季开始前 2~4 周使用本品作为预防性治疗。

3 岁及以上儿童糠酸莫米松用量参考

药品通用名【规格】	年龄 / 岁	一次用量 / μg	每日使用次数 / 次
糠酸莫米松鼻喷雾剂（处方药）【规格】每瓶 140 揿，每揿含糠酸莫米松 50μg	3~11	50	1

皮炎湿疹类

据调查，部分流感病毒感染者会出现皮肤红疹症状。针对皮炎湿疹类皮肤症状，外用激素是主要的治疗手段。需要注意的是，在药物使用上，家长应根据孩子的具体情况遵医嘱谨慎用药。

要点

儿童感染流感病毒后可能出现荨麻疹样皮疹。家长可根据患儿的病情选择不同强度的药物治疗皮炎湿疹，日常生活中为孩子选择不同类型的润肤剂。需要特别注意的是，在治疗时，家长应选择足够强度激素中最小强度的外用激素，避免使用强度过强的外用激素[39]。

家长在给孩子使用外用激素时应注意用法用量。不宜大面积、长期使用外用激素，不得在皮肤破溃处使用外用激素，使用外用激素时避免接触眼睛和口鼻等黏膜处。若用药 1 周后症状未缓解，应及时咨询医生和药师；婴幼儿和儿童使用中强效激素时应谨慎。

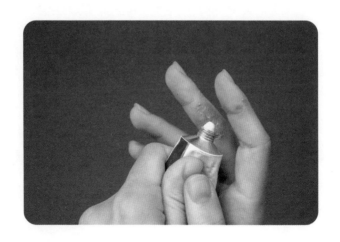

选择具有润肤功能的外用激素治疗皮肤症状

与流感病毒相关的红疹一般为荨麻疹样皮疹，症状是皮肤表面突然出现发痒的红肿块，通常从手掌或脚掌开始，剧烈瘙痒。

外用激素是治疗皮炎湿疹类皮肤症状的主要手段。外用激素强度选择原则是首先选择足够强度激素中最小强度的激素，避免使用强度过强的外用激素制剂[39]。儿童患者，面部及皮肤褶皱部位皮损一般使用弱效或中效糖皮质激素即可[40]。

在《中国特应性皮炎诊疗指南（2020版）》中强调"外用润肤剂是特应性皮炎的治疗基础，有助于恢复皮肤屏障功能。润肤剂不仅能阻止水分蒸发，还能修复受损的皮肤，减弱外源性不良因素的刺激，从而减少疾病的发作次数与严重度。"[41] 保湿成分，诸如燕麦提取物类成分，可在皮肤表面形成亲水膜，对皮肤具有保湿、舒缓作用，随机双盲临床研究证实含有 1% 胶体燕麦的非处方产品可有效治疗 6 个月至 18 岁人群轻至中重度湿疹，其疗效与皮肤屏障修复乳液处方产品类似。其他成分，如乳酸钾、芦荟叶提取物、甘油等也都是优良、经典的保湿剂。

常用药物及注意事项

1. 氢化可的松乳膏

作为弱效糖皮质激素，外用氢化可的松乳膏具有抗炎、抗过敏、止痒及减少渗出的作用，能消除局部非感染性炎症引起的发热、发红及肿胀，可用于过敏性皮炎、脂溢性皮炎、过敏性湿疹及苔藓样瘙痒症等的治疗。

⚠ 注意事项

不宜大面积、长期使用；用药 1 周后症状未缓解，应咨询医生和药师；不得用于皮肤破溃处；避免接触眼睛和口鼻等黏膜处。

② 糠酸莫米松

糠酸莫米松作为中效局部外用糖皮质激素，具有抗炎、抗过敏、止痒及减少渗出的作用，适用于湿疹、神经性皮炎、异位性皮炎及皮肤瘙痒症的治疗。

⚠ **注意事项**

长期大量使用可造成刺激反应、皮肤萎缩、多毛症、口周围皮炎、皮肤浸润、继发感染、皮肤条纹状色素沉着等；婴幼儿和儿童使用中强效激素时应谨慎；用药 1 周后症状未缓解应咨询医生或药师；不得用于皮肤破溃处；避免接触眼睛和口鼻等黏膜处。

消化道症状类

儿童感染流感病毒后易出现各种身体不适状况，感染初期以发热为主，可伴有消化道症状，如呕吐、腹泻等。儿童出现消化道症状时，应及时对症治疗。

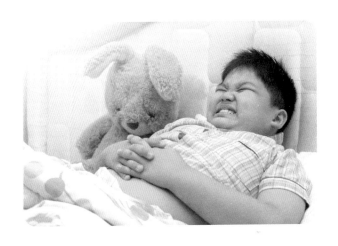

要点

家长应按照孩子出现的消化道症状酌情选取药物。如消化不良、腹部胀痛时，可选用增加胃肠道蠕动和张力、促进胃排空的药物；反酸、呕吐症状严重时，可口服黏膜保护剂（如铝碳酸镁）缓解症状；腹泻时，应根据孩子体内电解质失衡和脱水情况选择用药，轻度脱水者首选口服补液盐Ⅲ，必要时可酌情加用蒙脱石散。

家长应当根据孩子的年龄选择药物，避免对孩子的身体造成损伤。如婴幼儿及儿童可选用西甲硅油；12岁及以上儿童可选用多潘立酮。

常用药物及注意事项

① 多潘立酮

多潘立酮为促胃肠动力药，直接作用于胃肠壁，可增加胃肠道的蠕动和张力，促进胃排空，增加胃窦和十二指肠运动，协调幽门的收缩，同时也能增强食管的蠕动和食管下端括约肌的张力，抑制恶心、呕吐。适用于流感引发的消化不良、嗳气、恶心、呕吐、腹部胀痛等症状。本品不易透过血脑屏障。

⚠ **注意事项**

机械性消化道梗阻、消化道出血、消化道穿孔患者禁用；增加胃动力有可能产生危险时（如前述症状）禁用；用药3天如症状未缓解，请咨询医生或药师；药物使用时间一般不得超过1周。

② 铝碳酸镁

铝碳酸镁具有明显的抗酸作用，兼有胃黏膜保护作用，对胆酸也有一定的吸附作用，作用迅速、温和、持久。适用于流感引起的胃部不适症状，如胃痛、胃灼热感（烧心）、酸性嗳气、饱胀感等。

⚠ **注意事项**

服用铝碳酸镁应至少提前或推后 1~2 小时方可服用其他药物或酸性食物；氢氧化铝可与其他药物（如强心苷类、四环素类、氧氟沙星、环丙沙星等喹诺酮类抗菌药和鹅脱氧胆酸盐）结合而降低其他药物的吸收率，影响疗效；同时服用酸性食物（如葡萄酒、果汁等）可能增加铝的吸收。

③. 西甲硅油

西甲硅油可治疗儿童由于胃肠道中聚集了过多气体而引起的不适症状，如腹胀。西甲硅油为一种稳定的表面活性剂，即聚二甲基硅氧烷，可改变消化道中存在于食糜和黏液内的气泡的表面张力，并使之分解，释放出的气体可以被肠壁吸收，并通过肠蠕动排出体外。

⚠ **注意事项**

使用西甲硅油后首次或持续出现腹部不适症状需要就医。

④ 蒙脱石散

蒙脱石散对消化道内各种病毒、细菌及其产生的毒素、气体有一定的固定、抑制作用，使其失去致病作用。同时还可以保护消化道黏膜，具有局部止痛作用。适用于全年龄段儿童（新生儿除外）。

⚠ **注意事项**

空腹服用；为了避免影响其他药物的功效，与其他药物至少间隔 1 小时服用；急性水样腹泻，可以先观察 48 小时，不要过早使用；如果是类似消化不良的非感染性腹泻，无须服用蒙脱石散。

儿童蒙脱石散的用量参考

药品通用名【规格】	年龄 / 岁	一次用量 /g	每日使用次数 / 次
蒙脱石散（OTC 甲类）【规格】3g	<1	1	3
	1 ~ 2	1 ~ 2	3
	>2	2 ~ 3	3

⑤ 口服补液盐 Ⅲ

可以预防和治疗急慢性腹泻导致的轻中度脱水。适用于全年龄段儿童（新生儿除外）。

日常生活护理要点

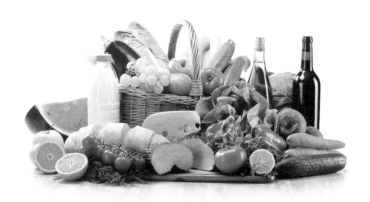

居家观察

儿童感染流感病毒后，家长不要太过惊慌和焦虑，对于精神状况良好、伴随症状较轻，没有明显不适的儿童，可暂时居家观察。若监测到儿童状态变差，意识发生改变，食欲严重下降，出现恶心、呕吐等症状，有发展为重症的趋势，建议尽快就医。

科学饮食

根据流感病毒自限性的特点，一般在感染后 1~2 周就会痊愈。除了用药，对抗流感病毒更需要好好休息、多喝水。饮食方面，应保证优质蛋白的摄入，如瘦肉、鱼、虾、蛋、大豆等，其中肉、鱼、蛋类是高营养素密度食物，可为儿童摄入足量蛋白质和微量营养素提供保障，帮助儿童的免疫系统更好地发挥作用。同时，保证适量奶制品的摄入，尤其是营养强化型婴幼儿配方奶或强化维生素 A、维生素 D 等营养素的儿童牛奶。多吃蔬菜水果，少吃或不吃辛辣食物。

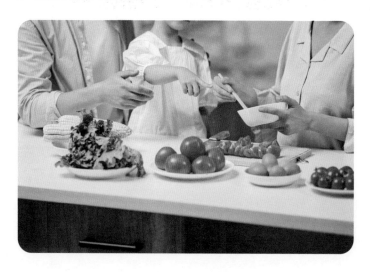

改善免疫力

为改善免疫力，提升自身抗病毒能力，建议给孩子准备益生菌，用以减缓发热后期出现的肠道功能紊乱，也可以在治疗期间给孩子适当补充维生素C（如维生素C咀嚼片、泡腾片，禁止干吃）及多种维生素分散片。

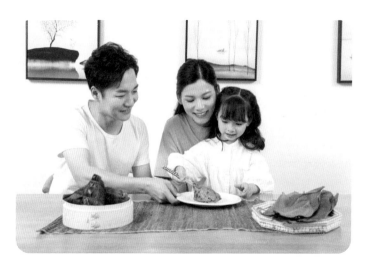

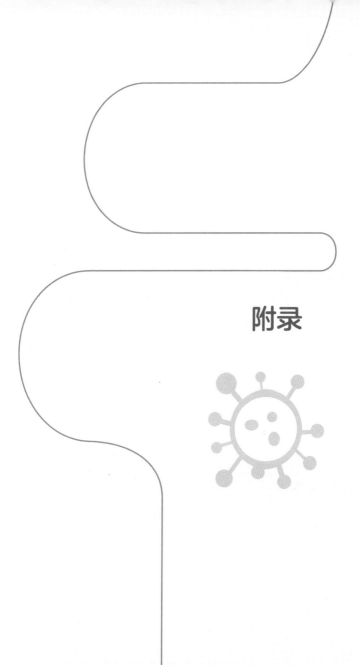

附录

"家庭学校小药箱"建议清单及用药贴士

症状	常用药物	适用年龄	治疗作用	用法用量
发热、咽痛和全身酸痛	对乙酰氨基酚口服混悬液、对乙酰氨基酚混悬滴剂	1～12岁	用于儿童普通感冒或流感引起的发热，也用于缓解轻度至中度疼痛，如头痛、偏头痛、牙痛、肌肉痛、关节痛、神经痛	应严格按照药品说明书使用
	布洛芬混悬液	1～12岁	用于儿童普通感冒或流感引起的发热，也用于缓解轻度至中度疼痛，如头痛、偏头痛、牙痛、肌肉痛、关节痛、神经痛	
	布洛芬混悬滴剂	6月龄以上	用于儿童普通感冒或流感引起的发热，也用于缓解轻度至中度疼痛，如头痛、偏头痛、牙痛、肌肉痛、关节痛、神经痛	处方药应遵医嘱使用
干咳	氢溴酸右美沙芬糖浆剂	1岁及以上	用于上呼吸道感染（如感冒和咽炎）、支气管炎等引起的咳嗽或干咳	

症状	常用药物	适用年龄	治疗作用	用法用量
湿咳	愈创甘油醚糖浆、右美沙芬愈创甘油醚糖浆	1岁及以上	用于上呼吸道感染、支气管炎等疾病引起的咳嗽、咳痰	应严格按照药品说明书使用
	盐酸氨溴索口服溶液	1岁及以上	用于痰液黏稠而不易咳出者	
	乙酰半胱氨酸颗粒剂	2岁及以上	用于慢性支气管炎等咳嗽有黏痰而不易咳出者	
	盐酸溴己新（愈酚溴新口服溶液）	复方适合2岁及以上	降低痰液的黏稠度，使痰液变得稀薄，易于咳出	
鼻塞流涕	马来酸氯苯那敏多为复方制剂（小儿氨酚黄那敏、小儿氨酚那敏、小儿氨酚烷胺复方制剂）	复方适合1岁及以上	可减轻流涕、鼻塞、打喷嚏等症状	
	盐酸伪麻黄碱（酚麻美敏片）	复方适用于12岁以上	可减轻鼻塞、流涕、打喷嚏等症状	
	盐酸去氧肾上腺素（复方氨酚肾素片、儿童复方氨酚肾素片）	复方适用于1岁及以上	可减轻鼻塞症状	

症状	常用药物	适用年龄	治疗作用	用法用量
鼻塞流涕	赛洛唑啉（鼻用喷雾剂、滴鼻液）	6岁及以上	可减轻急慢性鼻炎、鼻窦炎等所致的鼻塞症状	应严格按照药品说明书使用
	生理盐水或海盐水滴鼻、喷鼻、洗鼻	幼儿及儿童适用；6个月以下婴儿遵医嘱使用	用于急慢性鼻炎等的鼻腔清洗	
过敏	氯雷他定（片剂、胶囊剂、咀嚼片、糖浆剂）	2岁及以上	用于缓解过敏性鼻炎有关症状，如喷嚏、流涕、鼻痒、鼻塞以及眼部瘙痒和烧灼感	
	西替利嗪（片剂）	2岁及以上	用于季节性或常年性过敏性鼻炎以及由过敏引起的荨麻疹和皮肤瘙痒	
	左卡巴斯汀	3岁及以上	用于改善过敏性鼻炎的症状	
	布地奈德（鼻喷雾剂）	6岁及以上	用于季节性和常年性过敏性鼻炎、常年性非过敏性鼻炎	
	氟替卡松（鼻喷雾剂）	12岁及以上	用于预防、治疗季节性过敏性鼻炎（包括花粉症）和常年性过敏性鼻炎	

续表

症状	常用药物	适用年龄	治疗作用	用法用量
过敏	糠酸莫米松（鼻喷雾剂）	3岁及以上	用于季节性或常年性鼻炎的治疗，对于曾有中度至重度季节性过敏性鼻炎症状的患者，主张在花粉季节开始前2~4周用本品进行预防性治疗	应严格按照药品说明书使用
消化道症状	多潘立酮	12岁及以上	用于消化不良、嗳气、恶心、呕吐、腹部胀痛	
	铝碳酸镁	无明确儿童适用年龄	用于慢性胃炎、与胃酸有关的胃部不适症状，如胃痛、胃灼热感（烧心）、酸性嗳气、饱胀等	
	西甲硅油（乳剂）	全年龄段儿童	用于胃肠道中聚集过多气体而引起的不适症状，如腹胀	处方药应遵医嘱使用
	蒙脱石散	全年龄段儿童（新生儿除外）	用于儿童急慢性腹泻	应严格按照药品说明书使用
	口服补液盐Ⅲ	全年龄段儿童（新生儿除外）	预防和治疗急慢性腹泻造成的轻中度脱水	

其他推荐的常备药品和器材

缓泻药、止泻药、创可贴、体温计。如儿童患有慢性疾病或其他疾病，应备齐常用药物。此外，还应准备包括 N95 口罩、消毒湿巾、一次性手套、消毒剂在内的消毒包。

家庭用药的注意事项

使用药品前，家长要详细阅读说明书和包装盒上的信息，除了药品的适应证之外，建议特别关注以下内容。

药品成分

➢ 感冒药和中成药多数为复方制剂，家庭用药时应注意查看药品成分，避免重复用药。

➢ 发热疼痛类成分对乙酰氨基酚和抗过敏成分氯苯那敏是感冒药的常见组分，过量和长期使用这两种成分均会对人体造成危害，如过量长期使用对乙酰氨基酚可致肝肾损害，氯苯那敏则具有中枢抑制作用，服后易嗜睡。应按照药品说明书用药，避免过量使用。

➢ 不同品种的感冒药成分可能相同，家长应注意，为避免重复用药带来的严重后果，类似品种的感冒药选择一种即可，避免同时服用含有同一成分的两种及以上药品。

药品贮存

➢ 药品储存一般有"三怕"，即怕光、怕热、怕湿，故宜将药品存放在避光、阴凉、干燥的地方。

➢ 药品合理储存至关重要，储存不当时会影响药品质量，甚至导致药品提前变质。管理好小药箱，家长应提前了解药品的贮存条件，关注药品说明书和外包装盒上对贮存条件的说明。

➢ 购买片剂和胶囊剂的药品时，应尽量选择单片（颗）的泡罩包装，以方便贮存。

药品有效期

➢ 药品有效期是指该药品在规定的贮存条件下能够保证质量的期限。药品有效是安全用药的保证。

超过有效期的药品，不仅有效成分含量降低，而且可能产生有毒物质。因此不可使用达到或超过有效期的药品。

➤ 家庭备药时，会出现药品虽在有效期内但因贮存不当而变质的情况，如片剂受潮膨胀、变色、粘连，胶囊剂粘连、破碎，溶液剂混浊、分层、异味等。如果服用变质药品，非但不能起到治疗作用，还可能给身体带来危害。

➤ 滴眼液在开封后贮存时间不应超过 4 周，为避免浪费，建议选择单剂量包装的滴眼液。

➤ 建议 3 个月左右清理一次小药箱，及时清除过期变质药品和散装的有效期不明的药品。

用药安全提示

➤ 儿童用药宜选择口服溶液剂、糖浆剂、混悬滴剂等儿童适宜剂型。

➤ 市售非处方感冒药多为复方制剂，含有对乙酰氨基酚、布洛芬等退热成分，以及氯苯那敏等抗过敏成分。家庭用药时，应避免给孩子同时服用含退热成分的复方感冒制剂与退热药。

➢ 处方药应当遵医嘱使用，非处方药应根据药品说明书合理规范使用。

➢ 儿童正处于生长发育阶段，肝肾功能、神经系统发育尚不完善，对许多药物极为敏感，用药不当的后果可能非常严重。因此，针对儿童，尤其是低龄儿童，用药应特别慎重，遇到家长无法把握的情况应该及时就医。

参考文献

[1] 刘瑶，季兴. 儿童常用抗流感药物的特点及合理应用 [J]. 中国合理用药探索，2023，20（03）：13-15.

[2] 国家卫生健康委办公厅，国家中医药管理局办公室. 流行性感冒诊疗方案（2020 年版）[J]. 中国病毒病杂志，2021，11（01）：1-5.

[3] 中华人民共和国卫生部办公厅. 中国居民口腔健康指南 [J]. 中华口腔医学杂志，2010，45（6）：325-330.

[4] EL-RADHI AS. Fever management: Evidence vs current practice[J]. World J Clin Pediatric, 2012, 1(4): 29-33.

[5] 国家呼吸系统疾病临床医学研究中心，中华医学会儿科学分会呼吸学组，中国医师协会呼吸医师分会儿科呼吸工作委员会，等. 解热镇痛药在儿童发热对症治疗中的合理用药专家共识 [J]. 中华实用儿科临床杂志，2020，35（3）：161-169.

[6] 陆权，安淑华，艾涛，等. 中国儿童普通感冒规范诊治专家共识（2013 年）[J]. 中国实用儿科杂志，2013，28（09）：680-686.

[7] LESKO SM, MITCHELL AA. An assessment of the safety of pediatric ibuprofen. A practitioner-based randomized clinical trial[J]. JAMA, 1995, 273(12): 929-933.

[8] 中华医学会，中华医学会杂志社，中华医学会全科医学分会，等. 急性上呼吸道感染基层诊疗指南（2018 年）[J]. 中华全科医师杂志，2019，18（5）：422-426.

[9] CLINICAL EHEALTH 中国普通感冒物联网分级诊疗诊治专家组. 普通感冒物联网医学分级诊疗中国专家共识 [J]. 国际呼

吸杂志，2021，41（12）：881-887.

[10] QASEEM A, MCLEAN RM, O'GUREK D, et al. Nonpharmacologic and Pharmacologic Management of Acute Pain From Non-Low Back, Musculoskeletal Injuries in Adults: A Clinical Guideline From the American College of Physicians and American Academy of Family Physicians[J]. Ann Intern Med, 2020, 173(9): 739-748.

[11] REISNER L. Pharmacological management of persistent pain in older persons[J]. J Pain, 2011, 12(3 Suppl 1): S21-29.

[12] KELLEY MT, WALSON PD, EDGE JH, et al. Pharmacokinetics and pharmacodynamics of ibuprofen isomers and acetaminophen in febrile children[J]. Clin Pharmacol Ther, 1992, 52(2): 181-189.

[13] WAHBA H. The antipyretic effect of ibuprofen and acetaminophen in children[J]. Pharmacotherapy, 2004, 24(2): 280-284.

[14] 李兰维，刘长山. 布洛芬混悬溶液治疗儿童发热的疗效和安全性观察 [J]. 天津药学，2006（02）：34-35.

[15] 罗双红，舒敏，温杨，等. 中国 0 至 5 岁儿童病因不明急性发热诊断和处理若干问题循证指南（标准版）[J]. 中国循证儿科杂志，2016，11（02）：81-96.

[16] London: National Institute for Health and Care Excellence (NICE). Fever in under 5s: assessment and initial management[EB/OL]. （2021-11-26）[2023-06-15]. https://www.ncbi.nlm.nih.gov/books/NBK552086/.

[17] SULLIVAN JE, FARRAR HC, Section on Clinical Pharmacology and Therapeutics, and Committee on Drugs.Fever and antipyretic use in children[J]. Pediatrics, 2011, 127(3): 580-587.

[18] CHIAPPINI E, VENTURINI E, REMASCHI G, et al. 2016 Update

of the Italian Pediatric Society Guidelines for Management of Fever in Children[J]. J Pediatr, 2017, 180: 177-183.

[19] World Health Organization. WHO model formulary for children 2010[EB/OL]. [2023-06-15]. https://apps.who.int/iris/handle/10665/44309.

[20] LEWIS DW, KELLSTEIN D, DAHL G, et al. Children's ibuprofen suspension for the acute treatment of pediatric migraine[J]. Headache, 2002, 42(8): 780-786.

[21] 刘霄. 布洛芬、赖氨匹林和对乙酰氨基酚治疗小儿发热的疗效比较 [J]. 中国当代医药，2009，16（04）: 33-35.

[22] 关志东. 布洛芬混悬液对儿童发热治疗效果分析 [J]. 当代医学，2012，18（36）: 36.

[23] 文金莲. 布洛芬混悬液治疗儿童发热的疗效观察 [J]. 山西医药杂志，2007（04）: 271.

[24] 楼雁. 布洛芬混悬液治疗儿童发热的疗效观察 [J]. 实用儿科临床杂志，2005（12）: 1245+1259.

[25] LUO S, RAN M, LUO Q, et al. Alternating Acetaminophen and Ibuprofen versus Monotherapies in Improvements of Distress and Reducing Refractory Fever in Febrile Children: A Randomized Controlled Trial[J]. Paediatr Drugs, 2017, 19(5): 479-486.

[26] MOTOV S, BUTT M, MASOUDI A, et al. Comparison of Oral Ibuprofen and Acetaminophen with Either Analgesic Alone for Pediatric Emergency Department Patients with Acute Pain[J]. J Emerg Med, 2020, 58(5): 725-732.

[27] 国家卫生计生委. 国家卫生计生委 12 月例行新闻发布会文字实录 [EB/OL]. (2013-12-10) [2023-06-15]. http://www.nhc.

gov.cn/xcs/s3574/201312/c4139348d7374a80a03c1c5c67bb6d49.
shtml.

[28] 朱斌，赵志刚. 守护针尖上的安全——中国输液安全与防护专
家共识 [J]. 药品评价，2016，13（10）：8-17.

[29] 霍焜，薛源，舒鹤，等. 某军队医院合理用药"驾照式"管理
经验探讨 [J]. 实用医药杂志，2018，35（04）：380-382.

[30] 赵树藩. 布洛芬口服混悬剂的临床应用 [J]. 河北医药，1997
（02）：103.

[31] 国家药品监督管理局药品审评中心. 儿童用药（化学药品）药
学开发指导原则（试行）（2020 年第 67 号）[EB/OL]. (2020-
12-31) [2023-06-15]. https://www.cde.org.cn/main/news/viewInfo
Common/95102a5facaf8fd4430d0916a24eab53.

[32] 中华医学会儿科学分会临床药理学组，国家儿童健康与疾病临
床医学研究中心，中华医学会儿科学分会呼吸学组，等. 中国
儿童咳嗽诊断与治疗临床实践指南（2021 版）[J]. 中华儿科
杂志，2021，59（9）：720-729.

[33] 卫生部合理用药专家委员会. 中国医师药师临床用药指南 [M].
重庆：重庆出版社，2009.

[34] NATHAN RA. The burden of allergic rhinitis. Allergy Asthma
Proc, 2007, 28(1): 3-9.

[35] NACLERIO RM, BACHERT C, BARANIUK JN. Pathophysiology
of nasal congestion. Int J Gen Med, 2010, 3: 47-57.

[36] 中国医师协会儿科医师分会儿童耳鼻咽喉专业委员会，中国妇
幼保健协会儿童变态反应专业委员会. 儿童上气道炎症性疾病
联合治疗专家共识 [J]. 中国实用儿科杂志，2021，36（12）：
897-903.

[37] World Health Organization. World Health Organization model list of essential medicines for children: 8th list (2021) [EB/OL]. [2023-06-15]. https://apps.who.int/iris/handle/10665/345534.

[38] MANSFIELD LE, DIAZ G, POSEY CR, et al. Sleep disordered breathing and daytime quality of life in children with allergic rhinitis during treatment with intranasal budesonide[J]. Ann Allergy Asthma Immunol, 2004, 92(2): 240-244.

[39] 中华医学会皮肤性病学分会儿童皮肤病学组. 中国儿童特应性皮炎诊疗共识（2017 版）[J]. 中华皮肤科杂志, 2017, 50（11）: 784-789.

[40] 中华医学会皮肤性病学分会免疫学组, 特应性皮炎协作研究中心. 中国特应性皮炎诊疗指南（2014 版）[J]. 全科医学临床与教育, 2014（6）: 603-606, 615.

[41] 中华医学会皮肤性病学分会免疫学组. 湿疹诊疗指南（2011年）[J]. 中华皮肤科杂志, 2011, 44（1）: 2.